Experiência de Quase Morte:

Um breve guia para profissionais de saúde

Beatriz F. Carunchio

Direitos autorais do texto original © 2018
Beatriz F. Carunchio

Todos os direitos reservados

ISBN: 9781723811111

Selo editorial: Independently published

São Paulo, 2018

Agradecimentos

Aos meus familiares e amigos, muito obrigada pelo apoio em mais este projeto.

Aos amigos do InterPsi-USP (Laboratório de Psicologia Anomalística do Instituto de Psicologia da USP) e do Programa de Estudos Pós-Graduados em Ciência da Religião da PUC-SP, pela convivência produtiva e estimulante.

Aos pacientes, pela confiança em dividir comigo os aspectos mais delicados de suas histórias de vida: suas dores, medos e momentos mais sombrios.

Índice

Introdução 11

I- EQM: Conceitos e hipóteses 17
   Hipóteses fisiológicas 24
   Hipóteses das neurociências 28
   Hipóteses psicológicas 35

II- Desafios metodológicos no estudo das EQMs 41

III- População 55

IV- Elementos presentes na EQM 62
   Inefabilidade 65
   Sentimento de paz e serenidade 66
   A consciência de estar morto 66
   Experiência fora do corpo 67

Um espaço escuro e a experiência do túnel 69

Visitar outras dimensões ou outros planos de existência 71

Ver e se comunicar com entes queridos já falecidos 72

A luz brilhante ou um ser de luz 73

Revisão da história de vida 74

Flashes do futuro 74

Ver ou sentir um limite ou fronteira .. 75

O retorno para o corpo 76

EQMs com conteúdo perturbador 77

V- Consequências pós EQM 81

   Físicas 82

   Psicológicas 85

   Alterações na sociabilidade, família e relacionamentos 90

   Trabalho e carreira 95

   Práticas e crenças espirituais e religiosas 97

VI- EQM, espiritualidade e psicopatologia 101

VII- Os profissionais de saúde frente aos pacientes que tiveram EQM................. 108

Conclusão 118

Referências... 122

A Autora 126

Introdução

Experiência de Quase Morte (EQM) é um tipo de vivência intensa que ocorre a pacientes próximos da morte ou durante a morte clínica. Geralmente, esses relatos incluem os chamados fenômenos anômalos, por exemplo, observar o próprio corpo e a cena que ocorre como se a consciência flutuasse acima dela, encontrar entes queridos falecidos e seres místicos, rever a própria história de vida, percorrer um túnel escuro e visitar outras realidades...

Este livro busca explorar as EQMs, seus possíveis efeitos e as consequências no dia a dia de quem passou por esse tipo de experiência. Nos cursos de graduação na área da saúde, muito é discutido sobre manter a vida, tratamentos, procedimentos, qualidade de vida... Mas pouco se fala sobre a morte.

Quando o assunto é abordado, geralmente não há aprofundamento, e a discussão é mantida nos aspectos técnicos de cada profissão. De modo geral, o estudante raramente recebe algum respaldo por parte dos professores, supervisores e colegas para aprender a lidar com a eventual morte de seus pacientes e, quase sempre, esse aprendizado ocorre de forma fria e dolorosa, o que torna o momento ainda mais difícil tanto para o jovem profissional quanto para os familiares do paciente. É curioso pensar que, se mal se fala sobre a morte, algo que algum dia todos passaremos, menos ainda se diz sobre a "quase morte"! É comum que profissionais de saúde não saibam lidar com pacientes que relatam EQM, o que em muitos casos pode dificultar com que esse paciente supere o que vivenciou e retome a dita "vida normal". Com isso, o objetivo é oferecer bases para que os profissionais possam compreender esse fenômeno e atender a essa crescente demanda.

Ao contrário do que normalmente se imagina, uma EQM não é um evento tão raro quanto se poderia supor. Estas experiências são relatadas por cerca de um terço dos pacientes que estiveram à beira da morte, de acordo com os dados coletados por Greyson (2007). Van Lommel (2010) pontua que nos 50 anos que antecederam sua pesquisa, cerca de 25 milhões de pessoas ao redor do mundo relataram terem vivenciado uma EQM. O mesmo pesquisador aponta que de acordo com estudos alemães e norte-americanos, 4,2% da população mundial já teve uma EQM. No Brasil, de acordo com os dados que coletei durante minha pesquisa de doutorado, cerca de 14% dos 350 participantes já passaram por EQM, de acordo com os resultados da Escala de EQM de Greyson, que foi aplicada nos participantes que já haviam corrido risco de morte. É preciso considerar também que muitos dos pacientes que passam por uma EQM podem resistir a falar sobre suas experiências, temendo ser mal compreendidos, considerados loucos ou até ridicularizados. Portanto, considerando este fator, possivelmente a frequência seja ainda mais alta.

Conforme as técnicas e a tecnologia médica se desenvolve, os casos de EQM tendem a aumentar. Hoje em dia, mais pacientes sobrevivem a eventos como paradas cardíacas do que na primeira metade do século XX, por exemplo. Na década de 1950 começaram a surgir técnicas mais eficazes de reanimação cardiopulmonar, aumentando cada vez mais a taxa de sobrevivência após paradas cardiorrespiratórias. Este cenário configurou uma enorme mudança no campo da medicina e das ciências da saúde, além de fazer com que as EQMs ganhassem evidência. Assim, pouco a pouco o estudo das EQMs começou a ganhar corpo. O que inicialmente era descrito apenas como uma síndrome clínica inusitada que acometia sobreviventes de acidentes graves (quedas, afogamentos, etc.), como descreveu Albert Heim em 1892, após o próprio estudioso ter uma EQM devido a uma queda sofrida durante uma escalada, se tornou um fenômeno cada vez mais frequente, chamando a atenção de profissionais de saúde e, muitas vezes, demandando seus cuidados e sua compreensão.

Neste livro, após discutir conceitos e hipóteses acerca das EQMs, passaremos a abordar a fenomenologia das EQMs, isto é, o que o paciente vivencia durante o fenômeno em si, além das consequências que podem deixar em diversos aspectos da vida, modificando certos aspectos desde a saúde física e mental até os relacionamentos interpessoais e familiares, identidade e carreira. Finalizando, será discutido o papel dos profissionais de saúde nesses casos e o que pode ser feito para auxiliar esses pacientes. Em muitos casos, os efeitos de uma EQM persistem de maneira duradoura por anos ou décadas após a experiência – possivelmente de forma muito fria e solitária, sem que o paciente tenha ninguém com quem contar para compartilhar sua experiência, seus medos e inquietações.

I- EQM: Conceitos e hipóteses

Alpes Suíços, 1867. Um homem escala com dificuldade uma das enormes montanhas. Apesar do esforço, ele era um montanhista experiente e já havia se aventurado pela região em outras ocasiões. O vento soprava forte, dificultando a escalada. O homem continuava subindo, um pé após o outro, as mãos segurando firmes na rocha. Então um movimento em falso colocou todo o esforço a perder e o lançou a uma queda potencialmente fatal. Nesse momento, ele observa seu corpo de cima, observa os companheiros de escalada desesperados tentando socorrê-lo. Nessa experiência, viu luzes muito brilhantes e ouviu sons diferentes de tudo que se lembrava de já ter presenciado. De repente, uma nova sensação de queda lançou-o a um novo abismo: seu próprio corpo. O homem abriu os olhos com fortes dores, mas intrigado com a inusitada experiência que acabara de vivenciar. Seu nome era Albert Heim, e ele ficou tão impressionado com o que se passou a ponto de dedicar os 25 anos seguintes a coletar relatos da curiosa "síndrome clínica" que ele mesmo pode experimentar. Os esforços de Heim culminaram numa impressionante coleção de relatos, que foram apresentados à comunidade científica na Associação Suíça de Alpinismo em 1892. Aquela foi a primeira vez que alguém olhou para as EQMs desde um ponto de vista científico.

É preciso lembrar que naquela época tecnologia e as técnicas médicas eram muito menos desenvolvidas que as que temos hoje. Assim, as chances de um paciente sobreviver a eventos como um acidente grave ou uma parada cardíaca eram baixíssimas. Entretanto, ainda que fossem mais raras que nos dias de hoje, as EQMs também aconteciam. Sempre aconteceram. Mesmo em épocas ainda mais remotas, podemos observar nos mitos, lendas e contos populares dos diferentes povos, histórias em que uma pessoa morta retorna à vida, ou em que alguém "viajava" ou "peregrinava" pelo mundo dos mortos e retornava, geralmente transformado por completo, para contar como foi.

Mas a estranha "síndrome" só passou a ter um nome em 1975, quando Raymond Moody cunhou o termo EQM (Experiência de Quase Morte, em inglês, *NDE – Near Death Experience*). O autor sistematizou os diferentes fenômenos que ocorrem durante uma EQM, e definiu o fenômeno como "(...)

eventos espirituais profundos que ocorrem, de forma inesperada, a alguns indivíduos no momento da morte" (Moody, 1975, p.04).

Greyson, médico norte-americano que pesquisa esse fenômeno há mais de trinta anos, nos traz a seguinte definição: "As Experiências de Quase Morte (EQMs) são eventos psicológicos profundos que têm elementos transcendentais e místicos e ocorrem, normalmente, com indivíduos que estão próximos da morte ou em situações de perigo físico ou emocional intenso" (Greyson, 2013, p. 241).

Van Lommel, cardiologista que se deparou pela primeira vez com uma EQM em 1969, portanto, antes mesmo do termo haver surgido, ressalta que em todas as épocas e culturas há relatos de experiências transcendentais em que ocorre uma situação de grande ameaça à vida, após a qual a pessoa recobra a consciência relatando fenômenos místicos como experiência fora do corpo, o contato com entes queridos falecidos ou com seres sobrenaturais, o encontro com uma luz que emana paz e sabedoria, entre outros.

Definido o conceito de EQM, é preciso deixar claro em quais condições ela ocorre. De modo geral, durante esse tipo de experiência o sujeito está em morte clínica ou muito próximo desse estado. A morte clínica, ao contrário da encefálica, pode ser reversível quando o paciente recebe socorro a tempo. Por exemplo, quando alguém é reanimado após uma parada cardiorrespiratória. Assim, quando um paciente não recebe socorro em tempo ou, ainda, quando o organismo não reage, a tendência é que o desfecho do caso infelizmente se encaminhe para a morte encefálica. Esta, por sua vez, é irreversível. Para que se chegue ao diagnóstico de morte encefálica, no Brasil, é preciso que o paciente passe por exames clínico, neurológico, exames de imagem e eletroencefalograma (EEG). Caso todos apontem para a ausência de atividades no tronco encefálico (área no encéfalo responsável pelo controle de funções vitais), então o paciente passará as próximas horas em observação, após a qual os exames serão repetidos por outro profissional. Caso, novamente, os exames apontem a falência do tronco encefálico, então se pode diagnosticar a morte encefálica e encaminhar o corpo para a doação de órgãos e tecidos, e para os procedimentos legais. Ou seja, alguém que relata uma EQM esteve em morte clínica ou perto disso. Alguns autores também defendem que a EQM pode ocorrer quando a pessoa supõe que está em risco de morte iminente.

Ainda nos dias de hoje, mais de 140 anos após o acidente que apresentou a Heim esse curioso fenômeno, profissionais de todo o mundo continuam se perguntando e buscando as causas que levam algumas pessoas a vivenciarem uma EQM. Até este momento, três grandes paradigmas buscam explicações para o que ocorre durante uma EQM: as hipóteses de base fisiológica e das neurociências, as hipóteses psicológicas e as hipóteses transcendentais. Infelizmente, nenhum desses paradigmas oferece evidências conclusivas por enquanto. Agora vamos explorá-las.

Hipóteses fisiológicas

Entre as hipóteses fisiológicas para explicar a etiologia das EQMs, a que mais se destaca é a da **hipóxia** (baixa oxigenação) ou **anóxia** (ausência de oxigênio). Forcen afirma que pessoas que passam por situações de hipóxia, como pilotos de aviões caça durante a decolagem, quando devido à alta aceleração há dificuldade na circulação sanguínea cerebral (e portanto, na oxigenação), usualmente relatam a visão de um túnel semelhante ao dos relatos de EQM. O autor ainda afirma que, nessas condições, sentimentos prazerosos também são frequentes, tal como nos relatos de EQM.

No entanto, analisando essa hipótese, Greyson pontua que nas ocasiões em que foi possível medir o índice de oxigênio dos pacientes que posteriormente relataram episódios de EQM, não se constatou hipóxia nem anóxia. Além disso, quando comparamos os relatos de EQM aos relatos de pilotos de caça que ficaram inconscientes devido à hipóxia decorrente da rápida aceleração, apesar de existirem pontos semelhantes, como passar por um túnel e experiência fora do corpo, não há entre os pilotos de caça relatos de outros elementos característicos e muito usuais em EQMs, como a revisão da história de vida. Greyson destaca que quadros de hipóxia geram fragmentos oníricos ou alucinações idiossincráticas que, em geral, causam agitação, o que é diferente dos relatos de EQM. Ainda assim, esses estudos são relevantes, pois contribuem para diferenciar sintomas comuns na perda da consciência daquilo que ocorre em casos de EQM.

Outra hipótese fisiológica bastante mencionada traz os **efeitos colaterais de alguns medicamentos** como potencialmente geradores de EQM. Greyson argumenta que algumas medicações de fato podem produzir alucinações que, em vários casos, se assemelham a uma EQM. Entretanto, pacientes sob o efeito de medicações tendem a relatar menos EQMs e pacientes intoxicados ou sob efeito de substâncias (entre as quais se poderiam incluir os medicamentos) tendem a relatar EQMs confusas, com elementos bizarros. Assim, esta hipótese deixaria de explicar muitos dos casos de EQM em que o paciente não estava sob o efeito de fármacos ou de outras substâncias mas, ainda assim, passou pelo fenômeno.

Há mais uma hipótese fisiológica levantada pelos estudiosos da área segundo a qual

distúrbios metabólicos ou disfunções cerebrais seriam aspectos chave para compreender a origem clínica das EQMs. Apesar de plausível, Greyson descarta também essa hipótese, uma vez que em muitos dos relatos de EQM o paciente não apresentava nenhum desses quadros.

Greyson ainda diferencia as EQMs das **alucinações**. Enquanto alucinações costumam ser confusas, muitas vezes gerando irritabilidade, medo e agressividade, uma EQM dificilmente gera essas reações. Ao contrário, como mostramos anteriormente, a maior parte das EQMs traz sentimentos de paz, serenidade, amor e aceitação plena.

O autor ainda cita casos muito interessantes para refletir sobre esta hipótese, de pacientes que já tiveram tanto alucinações como EQMs, e dizem que se fosse possível colocar essas experiências numa escala de realismo, considerariam a EQM mais real que a nossa realidade objetiva (quando se está em estado de consciência desperto, lúcido e orientado). Já a alucinação seria menos realista que a realidade da vida comum.

Outro aspecto curioso que ajuda a refutar as hipóteses apresentadas, trazido pelo mesmo autor, é que pacientes em quadros febris, hipóxicos ou sob o efeito de medicamentos e outras substâncias relatam menos EQM que pacientes que não apresentavam esses quadros e, quando o fazem, as experiências tendem a ser confusas e menos elaboradas que as demais.

Hipóteses das neurociências

Frequentemente, as hipóteses das neurociências são acusadas de reduzir certos fenômenos mentais à atividade cerebral, como se ambas as explicações fossem automaticamente excludentes, o que, na realidade, é uma postura arriscada e que facilmente nos induz a erros. Ou seja, é preciso lembrar que "(...) correlacionar um estado cerebral com uma experiência não necessariamente implica que o cérebro cause a experiência; o estado cerebral pode, de forma alternativa, permitir o acesso à experiência ou simplesmente refleti-la" (Greyson, 2013, p.260). Ou seja, o fato de uma experiência (seja ela uma EQM ou algo mais corriqueiro no dia a dia) ter um correlato cerebral, em termos de rede neural ou em aspectos neuroquímicos, não significa, necessariamente que todas as experiências que vivenciamos sejam frutos de aspectos neurológicos. Passaremos agora a explicar as principais hipóteses neurocientíficas que buscam explicar a etiologia das EQMs.

Forcen apresenta a **hipótese das endorfinas**, segundo a qual, em certos momentos da vida, como durante o trabalho de parto ou à beira da morte, o sistema nervoso central secreta endorfinas, substâncias produzidas pelo próprio organismo que atuam amenizando a dor e tornar a experiência prazerosa. De acordo com esta hipótese, uma EQM seria viabilizada, portanto, pela rápida ação dessas substâncias no momento em que o organismo se aproxima da morte.

Outra hipótese apresentada por Forcen é a da **hiperatividade nos lobos temporais**. É importante pontuar que essas regiões cerebrais são responsáveis por processos neuropsicológicos como a memória, a aprendizagem, o processamento auditivo e a compreensão da linguagem (área de

Wernicke). Forcen explica que nessa hipótese, uma descarga maior que o habitual poderia estar por trás do fenômeno. Para ilustrar, ele cita o exemplo de pacientes com epilepsia do lobo temporal, cujas crises muitas vezes são caracterizadas por percepções anômalas, que muitas vezes podem ser semelhantes às dos relatos de EQM.

Neste ponto é importante explicar que a epilepsia é um tipo de condição neurológica caracterizada pela disfunção temporária num conjunto neuronal, ou seja, a parte do cérebro afetada passa a funcionar de modo diferente do esperado, o que gera atividade elétrica fora do comum. Na maioria das vezes, isso ocorre na forma de uma descarga muito mais intensa que o usual, de modo que o cérebro não processa toda a estimulação, o que desencadeia atividade desordenada no organismo. A epilepsia pode ocorrer em diferentes regiões cerebrais, assim, a manifestação das crises pode se alterar de acordo com a área afetada. No caso específico da epilepsia do lobo temporal, é frequente que as crises sejam precedidas por uma aura sensitivo-sensorial, na forma de alucinações (gustativas, olfativas, auditivas, visuais ou ainda corporais), sentimentos de intensa angústia, pensamento persistente, episódios de *deja vu* (sensação de que algo está se repetindo) e de *jamais vu* (não reconhecimento de algo já acontecido), desconfortos gástricos também são comuns.

Isto explicado, é fundamental deixar claro que apesar da semelhança entre certos tipos de crise epilética e os relatos de EQM, não queremos sugerir que passar por uma EQM tenha algo de patológico, tanto quanto as crises epiléticas não estão relacionadas ao fenômeno que abordamos neste livro. A comparação entre ambas se deu somente para fins didáticos, de forma a aproximar a realidade das EQMs do profissional de saúde e dos demais interessados no assunto, tornando-a mais compreensível.

Assim, na hipótese de atividade do lobo temporal, Forcen argumenta que pacientes em parada cardiorrespiratória muitas vezes apresentam algum grau de atividade residual nos lobos temporais. No entanto, não se poderia tomar esta hipótese como causa de todas as EQMs, uma vez que não é em todos os casos de parada cardiorrespiratória há resíduos de atividade nos lobos temporais, da mesma maneira que nem toda EQM é ocasionada por parada cardiorrespiratória.

Greyson apresenta a **hipótese dos neurotransmissores,** segundo a qual as EQMs ocorrem graças à ação de áreas específicas do sistema nervoso, como o lobo límbico (com destaque especial para o hipotálamo), o lobo temporal direito (ao longo da fissura silviana) e o canal central da medula espinal (fibra de Reissner). Nesse modelo explicativo, neurotransmissores como a serotonina, as endorfinas, o glutamato e endopsicosinas participam de forma relevante na experiência, supostamente gerando as percepções e estados emocionais relatados.

É importante deixar claro que essas hipóteses que acabamos de apresentar ainda não foram testadas, e nem há evidência concreta desses mecanismos, isto é, o que apresentamos são especulações. Entretanto, como sugere Greyson, pesquisas cuidadosas acerca dos processos neurais relacionados às EQMs poderiam nos oferecer um caminho cerebral através do qual a EQM seria iniciada, processada e interpretada, o que nos permitiria conhecer não apenas um pouco mais sobre a misteriosa etiologia das EQMs, mas também sobre o próprio funcionamento neuroquímico do cérebro.

Hipóteses psicológicas

Tal como a medicina e as neurociências, também a psicologia se lançou sobre o estudo das EQMs e estabeleceu algumas hipóteses para explicá-las desde o ponto de vista psicológico.

A primeira dessas hipóteses surgiu na década de 1930, de autoria do psicanalista e pastor protestante Oskar Pfister, segundo o qual a EQM seria uma **defesa psíquica contra a ameaça de morte iminente**. Esse tipo de defesa seria fruto de crenças e expectativas pessoais e culturais acerca da morte.

Entretanto, seria plausível argumentar que EQMs são relatadas de forma bastante semelhante em diversas épocas e culturas, e mesmo por pessoas que nunca ouviram falar sobre esse fenômeno, ou ainda por crianças pequenas demais para terem compreensão de algo abstrato como a morte ou sobre as crenças, pensamentos e expectativas sobre ela, e até mesmo por crianças novas demais para criar uma história do gênero de uma EQM em toda sua complexidade apenas para impressionar os adultos.

Mais tarde, no final da década de 1970, popularizou-se a hipótese de que as EQMs seriam **lembranças do parto**, em que a experiência do túnel e da luz seriam a memória do nascimento. No entanto, inúmeras evidências empíricas inviabilizam essa hipótese, como o fato de recém-nascidos ainda não possuírem acuidade visual que lhes permitisse esse tipo de percepção do momento do parto. Além disso, também não possuem capacidade cortical para registrar memórias, que só é desenvolvida conforme o córtex cerebral começa a se formar/diferenciar dos demais tecidos cerebrais, nos anos iniciais da infância. Outra possível crítica que torna a hipótese inviável é que, se essa hipótese fosse válida, pessoas nascidas por parto cesariano não relatariam EQM, ou pelo menos não relatariam a experiência do túnel, dado que também não se confirma.

Do ponto de vista da psicologia analítica de Jung, há outras hipóteses relacionadas à atuação de certos arquétipos que desencadeariam a experiência. Na primeira, a EQM seria resultado da **representação do arquétipo da experiência de nascimento** (e não da lembrança). Outra hipótese sugere que o **arquétipo da morte e da iluminação** se mostraria durante as EQMs, assim como nos sonhos, mitologias, rituais, experiências psicodélicas, etc. Outra possibilidade seria a atuação do **arquétipo da dissolução**, marcado por estados de punição ou tortura que culminam na dissolução do Eu, sobretudo na situação da morte. Por fim, o **arquétipo da integração transcendente**, ligado a sentimentos de gratidão e bem-aventurança, o que leva à transformação e senso de ampliação do Eu, de união com algo maior também é apontado como possibilidade. É preciso deixar claro que a atuação dos arquétipos mencionados estaria relacionada a aspectos emocionais profundos, possivelmente associados a estruturas neurais como o sistema límbico e áreas mais primitivas do córtex cerebral, viabilizando a experiência.

Entretanto, é preciso mencionar outra vez que, apesar dos esforços, nenhuma dessas hipóteses psicológicas acerca das EQMs são passíveis de experimentação, nem oferecem alguma forma de intervenção terapêutica ou uma etiologia fisiológica mais clara do fenômeno.

As EQMs são um grande desafio para a pesquisa científica, uma vez que os fenômenos são subjetivos. Portanto, até o momento os estudos se baseiam, sobretudo, em relatos. Cabe mencionar que por razões éticas e pelo grande risco de óbito ou de sequelas graves que isso envolveria, não há como reproduzir uma EQM para fins de estudo e pesquisa. Da mesma maneira, não há como ter certeza de que um paciente que esteja em morte clínica ou próximo dessa condição esteja ou não vivenciando uma EQM.

Finalizando, enquanto as hipóteses psicológicas são de difícil verificação empírica, as hipóteses médicas são inconclusivas até o momento. Conforme foi discutido, as hipóteses acerca da etiologia ou dos processos envolvidos nas EQMs (sejam estas hipóteses de qualquer área do conhecimento) não se aplicam sempre a todos os casos de EQM, dificultando enormemente a compreensão do fenômeno. Portanto, até o momento, infelizmente nenhuma hipótese para a ocorrência de EQMs apresenta as explicações que os profissionais de saúde, os pacientes e seus familiares tanto necessitam e anseiam.

II- Desafios metodológicos no estudo das EQMs

As EQMs podem ser classificadas como experiências anômalas. É fundamental deixar claro de início que o termo "anômalo", não significa a presença de algum tipo de patologia, apenas se refere a um tipo de experiência que, até este momento, não é satisfatoriamente explicada pelos paradigmas científicos vigentes. Ou seja, como vimos no capítulo anterior deste livro, as hipóteses explicativas que temos até o presente não dão conta da complexidade do fenômeno. Cardeña, Lynn e Krippner explicam o sentido em que o termo anômalo é usado: "(...) deriva do grego 'anomalos', significando irregular, diferente, desigual, em contraste com 'homalos' que significa o mesmo ou comum. Uma experiência anômala é irregular na medida em que difere das experiências comuns, é desigual na medida em que não é como as experiências ordinárias. Normalmente é desigual porque, pelo menos na academia, não recebe a mesma atenção que as experiências regulares." (Cardeña, Lynn e Krippner, 2013, p. 01)

Além disso, o fato de um profissional se dedicar à pesquisa e ao estudo dos ditos fenômenos anômalos, não significa que esses fenômenos sejam vistos como algo de origem sobrenatural ou, ao contrário, combatidos como doença ou loucura. Significa, tão somente, que o pesquisador busca compreender o fenômeno estudado e os efeitos que podem trazer para a vida daqueles que o vivenciam, sem que haja, necessariamente, julgamentos ou crenças atreladas ao estudo.

Outro aspecto digno de nota é que esses tipo de experiência causa grande impacto na vida do sujeito, assim, mesmo que sejam apenas fatos psíquicos, não são vazios de significado, trazem consequências psicossociais.

Assim, ainda que por hora não se tenha explicações satisfatórias para o tipo de fenômeno que abordamos aqui, estudar tais experiências é algo fundamental, pois conhecendo bem os fenômenos é possível diferenciar o que é patológico daquilo que é apenas incompreendido, o que será útil a profissionais de saúde, da educação e de assistência social, pois poderão lidar mais adequadamente com essas populações, ajudando-os a compreender e a administrar os impactos aos quais estão sujeitos. A EQM é um evento que pode alterar por completo a vida da pessoa, pois apesar de pouco compreendida, é uma vivência plena de sentido, não é uma experiência que o sujeito poderia simplesmente deixar de lado.

No entanto, o que ocorre na prática é que o estudo das EQMs encontra algumas dificuldades metodológicas. A primeira delas é que não há como reproduzir uma EQM, por questões éticas e pelo alto risco de morte ou de sequelas graves. Assim, os estudos são realizados de forma retrospectiva, geralmente através dos relatos e de escalas diversas aplicadas aos sobreviventes. Mesmo feitos de maneira retrospectiva, as amostras são pequenas e, com certa frequência, ocorre a recusa em participar das pesquisas por parte dos pacientes que vivenciaram EQM.

Outro obstáculo para o estudo é a dificuldade em encontrar evidências ou testar hipóteses explicativas, sejam elas psicológicas ou fisiológicas/neurocientíficas. De fato, a área de pesquisa sobre EQM que neste momento é mais promissora é a transformação pessoal promovida por aqueles que passam pela experiência, pois é algo mais facilmente mensurável, além de ser um dos pontos mais relevantes da experiência. Para que se obtenha dados mais fiéis à experiência estudada, é preciso ter o cuidado de usar medidas objetivas, sempre mantendo o foco em consequências perceptíveis por testemunhas e mensuráveis por instrumentos independentes, como alterações fisiológicas e psicológicas, mudanças de comportamento, alterações sociais ou nas crenças e práticas espirituais, entre outras possibilidades. Ou seja, a ciência atual não nos disponibiliza instrumentos que permitam verificar se a

EQM foi "real" do ponto de vista objetivo, ou quais os mecanismos fisiológicos que estão por trás do fenômeno, mas nos oferece escalas e instrumentos que permitem verificar, por exemplo, mudanças na qualidade de vida, na saúde mental e no quadro de saúde geral do paciente.

Outro campo de estudo relevante para a área, mas também intrigante e misterioso, é a relação corpo-mente, que nos remete à relação entre cérebro e mente/consciência, e à possibilidade de sobrevivência da consciência após a morte. As pessoas que passaram por uma EQM geralmente defendem que, durante a experiência, uma parte delas que não é material se separou do corpo e conheceu aquilo que poderia ocorrer após a morte. Entretanto, os pesquisadores da área buscam outras possibilidades, ainda que o motivo da popularidade da EQM entre leigos seja a esperança de que a vida após a morte seja real, reduzindo a morte a uma simples transição ao invés de um fim.

Nessa linha de estudos, são frequentes os relatos de pacientes que descrevem com precisão espantosa o que se passava no local em que o corpo estava, ou, ainda, em outros lugares que afirmam ter visitado (casa de parentes, sala de espera do hospital, etc.) durante o tempo em que estiveram clinicamente mortos. Também são curiosas as visões do tipo Pico de Darien, em que durante a EQM o paciente se encontra com um amigo falecido há pouco, sem ter sabido, antes da experiência, da morte dele.

Diante dos fenômenos que acabamos de descrever, Greyson chega a afirmar que "(...) embora pareça que a consciência está desligada do corpo, pode ainda permanecer dependente dele para continuar sua existência. (...) Porém, se as mentes são capazes de funcionar fora do corpo enquanto ele está vivo, então é concebível que elas sejam capazes de funcionar depois que o corpo morre" (Greyson, 2013, p. 263).

Em casos de parada cardíaca, exemplificam Haeseler e Beauregard, o fluxo sanguíneo e a absorção de oxigênio pelo cérebro são interrompidos. O EEG se torna isoelétrico 10 a 20 segundos após a parada cardíaca, ou seja, a tela passa a mostrar uma linha horizontal, evidenciando que o paciente já não apresenta atividade cortical. Isso significa que o córtex cerebral, região que possibilita as funções mentais superiores (como a atenção, percepção, raciocínio, etc.), já não está ativa. Os reflexos do tronco cerebral cessam e, se a reanimação não for feita com urgência, o paciente virá a óbito. São nessas condições que a EQM ocorre, e enquanto o paciente alega que estava consciente e ainda mais lúcido do que quando estava num corpo saudável, o que temos é um cérebro desativado, incapaz, portanto, de produzir uma consciência lúcida, pensamentos e atenção focal. Haeseler e Beauregard concordam que "Teorias físicas da mente não conseguem explicar como as pessoas que vivenciam uma EQM podem experimentar pensamentos complexos e adquirir informação verídica sobre objetos e eventos distantes de seus corpos, enquanto seus corações estão parados e a atividade cerebral está aparentemente ausente" (Haeseler e Beauregard, 2013, p. 201).

Deste modo, as EQMs são um desafio para a pesquisa científica, pois são em grande parte subjetivas. Quando o paciente afirma ter saído do corpo e narra com precisão o que se passava ao redor, ou mesmo em outro local, para ele, para os familiares e, em muitos casos, também para os profissionais de saúde, é como se a EQM fosse "legitimada" enquanto uma experiência diferente de um sonho ou uma alucinação.

Quanto a isso, o que é preciso ter em mente é que o foco aqui não é comprovar a existência de algum tipo de realidade além da nossa. Na verdade, o foco maior e norteador de todo profissional de saúde certamente é o bem estar e a dignidade do seu paciente. Assim, em algum nível, mesmo que simplesmente subjetivo, a EQM foi real ao menos para o sujeito que a vivenciou. Passa a marcá-lo de modo profundo e a segui-lo por onde ele for. O mínimo que nós, enquanto profissionais de saúde, podemos oferecer a esses pacientes é o nosso respeito por ele e pelo seu relato.

As hipóteses fisiológicas e psicológicas que se tem até agora para explicar as EQMs são inconclusivas, como pontuamos ao longo do capítulo anterior desta obra. As EQMs trazem a evidência de que a mente não é local, ou seja: "(...) não é gerada pelo cérebro, e não está confinada ao cérebro e ao corpo. Em vez disso, o cérebro parece agir como uma interface para a mente e a consciência" (Haeseler e Beauregard, 2013, p. 201).

O cérebro como uma interface para a mente e a consciência funcionaria, explicam os autores, tal como um aparelho de televisão. Se o aparelho está em condições adequadas, nos mostra imagens animadas e sons. Mas quando algum componente tem um defeito, a imagem e o som desaparecem. Apesar de não serem percebidos via aparelho de TV, entretanto, essas imagens e sons continuam a existir, apenas deixam de ser captados no equipamento. Haeseler e Beauregard vão ainda mais longe em suas hipóteses ao sugerirem que, talvez, o cérebro seja o responsável por dificultar a percepção de aspectos não físicos da nossa realidade.

Greyson concorda que é preciso repensar as interações mente-cérebro, e o estudo das EQMs poderia lançar nova luz sobre esses conceitos e suas interações: "Um modelo adequado das interações mente/cérebro precisa ser capaz de explicar como a consciência pode funcionar de forma tão complexa durante uma EQM, observando-se que o ato de pensar, a percepção sensorial e a memória continuam a ocorrer durante uma parada cardíaca ou sob anestesia geral; os modelos fisiológicos atuais, que explicam o funcionamento da mente, consideram tais eventos impossíveis. Discussões científicas sobre o fenômeno da consciência, para serem responsáveis, precisam levar esses dados em consideração". (Greyson, 2007, p. 124)

Portanto, as possibilidades de estudar cientificamente a separação mente-cérebro, bem como a aceitação pela comunidade científica do conceito de mente não local trariam uma grande mudança de paradigmas, e novas perspectivas para os estudos científicos acerca das EQMs; da mesma forma que o estudo das EQMs, tendo esse contexto da relação cérebro-mente como pano de fundo, poderia nos ajudar a compreender melhor o funcionamento de cada um deles, tal como a natureza das relações que estabelecem. Ainda assim, mais estudos são necessários para que tais possibilidades sejam explicadas em termos dos mecanismos neurofisiológicos por trás do fenômeno.

III- População

Como mencionamos anteriormente, as EQMs "ocorrem com pessoas que estiveram fisiológica ou psicologicamente próximas da morte" (Haeseler e Beauregard, 2013, p. 197). Mas qual seria a população sujeita ao fenômeno, quem, exatamente, estaria sujeito a passar por uma EQM?

Quanto à população que relata ter vivenciado uma EQM, temos três segmentos principais: pacientes que tiveram morte clínica e foram ressuscitados; pacientes que, de fato, foram a óbito, mas antes disso descreveram o que percebiam (fenômeno conhecido como visões no leito de morte); pacientes que durante um acidente ou doença estiveram próximos à morte, mas não chegaram a entrar em morte clínica.

Haeseler e Beauregard afirmam que não há correlação entre a frequência de EQM e a classe socioeconômica ou a crença religiosa. Ambos os sexos são igualmente propensos a vivenciar uma EQM, e a incidência é maior em pacientes relativamente mais jovens.

Holder, Long e MacLurg realizaram um estudo demográfico bastante completo acerca do perfil de pacientes que passaram por EQM em populações ocidentais, e nos oferecem alguns dados interessantes. Quanto à **idade**, os autores afirmam o mesmo que já foi dito, pessoas de qualquer faixa etária estão sujeitas a ter EQM. Entretanto, em grande parte dos estudos realizados no ocidente, a média de idade dos participantes varia entre 56 e 58 anos. Ainda assim, há dados sobre crianças e até mesmo bebês com menos de 1 ano de vida que vivenciaram a experiência, tal como de idosos de idade muito avançada, beirando os 100 anos de idade.

Não foram encontradas diferenças significativas quanto ao **gênero, etnia, classe socioeconômica, estado civil, nível educacional ou ocupação**. A **orientação sexual** e **identidade de gênero** também foi um dado irrelevante, pois a taxa de pessoas homossexuais, bissexuais ou transexuais foi muito semelhante entre os grupos que tiveram EQM e os grupos controle.

Quanto aos dados de **saúde mental**, "É importante ressaltar que as pessoas que tiveram EQM são tão saudáveis psicologicamente quanto aquelas que não tiveram, em todas as medidas testadas, e não se diferenciam em níveis de inteligência, neuroticismo, extroversão ou ansiedade" (Haeseler e Beauregard, 2013, p. 200).

Greyson considera o mesmo que Haeseler e Beauregard quanto à saúde mental de pessoas que se depararam com o fenômeno: "Os sujeitos que vivenciaram uma EQM são indistinguíveis da população geral quanto a inteligência, neurotização, extroversão, ansiedade, traço ou estado e medidas relevantes de Rorschach" (Greyson, 2007, p. 117).

Assim, não há traços que apontem quem pode ou não ter uma EQM, conclui Greyson. Traços como religião, gênero, saúde mental, idade ou etnia dizem pouco, mas de forma geral, podemos dizer que são pessoas psicologicamente saudáveis. Muitos desses pacientes são mais suscetíveis à hipnose, tendem a se lembrar mais dos sonhos e a ter facilidade com a criação de imagens mentais. Também é costumeiramente identificado nessa população a característica de reconhecerem mais traumas infantis e suas consequências, o que não significa terem mais traumas que a população geral, e sim de serem mais conscientes deles.

Diante dessas características, "Não está claro, no entanto, se esses traços e a recordação de experiências anteriores resultam do fato de se ter passado por uma EQM ou se as pessoas que já têm essas características são mais propensas a terem EQM quando se aproximam da morte" (Greyson, 2013, p. 245). Ou ainda, acrescentamos, talvez pessoas com esses traços sejam mais propensas a recordarem da EQM ou a compartilharem a experiência.

Quanto às **crenças religiosas**, estas podem ter certa influência sobre os relatos, bem como a expectativa da morte e do pós-morte que cada pessoa apresenta. Entretanto, não se sabe se as crenças afetam a EQM em si ou apenas a forma de relatar e atribuir sentido a essa vivência, considerando que pessoas sem religião, assim como ateus e pessoas sem religião, também podem ter EQM. Assim, ao se deparar com uma luz muito brilhante, é possível que alguns afirmem ser Deus, outros digam que é um espírito ou um guia de luz, outros ainda compreendam essa luz como o anjo da guarda. O fenômeno é, em essência, o mesmo, mas a maneira de descrevê-lo e, portanto, de compreendê-lo, pode ter certo grau de influência das crenças de cada um.

Além disso, outro ponto interessante é que os relatos de EQM com bastante frequência vão contra as crenças do paciente, e pessoas que nunca haviam tomado conhecimento sobre EQM passam por elas tanto quanto aqueles que já conhecem algo sobre o assunto. Da mesma forma, crianças pequenas, que ainda não têm maturidade para compreender a morte e ter expectativas acerca dela, também relatam EQM.

Até onde se sabe hoje, qualquer pessoa está sujeita a passar por uma EQM uma vez que se encontre em condições para a manifestação do fenômeno, sem que isso implique em algum tipo de sintoma ou transtorno neuropsicológico.

IV- Elementos presentes na EQM

Até agora abordamos aspectos básicos das EQMs, conceito, algumas hipóteses explicativas e a população afetada. Mas, talvez o leitor esteja curioso, o que ocorre numa EQM do ponto de vista do paciente? Quais são os fenômenos misteriosos que esses pacientes alegam ter ocorrido? Em outras palavras, de que é feita uma EQM?

As causas ou condições em que a EQM ocorreu podem ter algum tipo de relação com os elementos relatados pelo paciente. Diante de uma possibilidade de **morte repentina e inesperada**, a EQM apresenta mais aspectos cognitivos, como distorção temporal, pensamento acelerado e revisão da história de vida. Quando há **parada cardíaca**, a

EQM usualmente se assemelha a uma experiência fora do corpo, o paciente relata com frequência ter visto seu corpo de cima, a equipe de saúde trabalhando ou a cena que se passava ao redor do corpo. **Sem parada cardíaca**, ocorre algo semelhante à despersonalização, o paciente sente que o corpo já não pertence a ele, ou que não seja real. Em casos de **intoxicação**, os conteúdos relatados são confusos e bizarros, semelhantes a alucinações. Por fim, **pessoas que apenas se percebem próximas da morte** apresentam EQM com funções cognitivas mais claras, emoções positivas e relatam a visão de uma luz brilhante.

De modo geral, podemos afirmar que a EQM ocorre em estado de consciência diferenciado e sua duração é bem curta, indo de poucos segundos a alguns minutos.

Como vimos no primeiro capítulo, o termo EQM foi cunhado por Moody em 1975. O autor também elencou elementos presentes nas EQMs, que nos permitem observar com clareza o que o sujeito percebe. Apesar dessa catalogação facilitar grandemente o estudo do fenômeno, não se pode deixar de ter em mente que se trata apenas de uma divisão formal e artificial. Moody pontua que os relatos não incluem todos os elementos e, ao mesmo tempo, nenhum dos elementos aparece em todos os relatos. Assim, não há um elemento cuja presença ou ausência torne a EQM mais ou menos emblemática, cada um deles tem suas próprias características e consequências, que farão sentido na história de cada pessoa. Também não há uma ordem em que cada um dos elementos acontece. A divisão da EQM em diversos elementos é algo para fins didáticos, na prática, vários desses elementos podem se mesclar ou se sobrepor de formas únicas para cada caso. Passemos, agora, a explorar a EQM em detalhes.

Inefabilidade

O primeiro elemento é, na realidade, uma característica, a inefabilidade da experiência. A EQM é uma vivência que vai muito além de tudo que a pessoa se lembra de já ter experimentado anteriormente. Com grande frequência traz cenários e situações indescritíveis através de palavras, não há parâmetros para verbalizá-los. Deste modo, pacientes que, muitas vezes tiveram uma experiência complexa podem ter enorme dificuldade para narrá-las, se limitando a dizer coisas como "foi muito diferente de tudo que já passei antes".

Sentimento de paz e serenidade

Outro elemento presente em muitos relatos (mas não em todos) é um sentimento profundo de paz e serenidade. Para muitas pessoas, o início da EQM vem com o fim da dor intensa que levou a pessoa a essa situação, seja um acidente grave ou uma condição clínica de mau prognóstico. Com frequência, este é o elemento melhor lembrado pelas pessoas que tiveram EQM, que se referem a ele com nostalgia.

A consciência de estar morto

A pessoa sabe que está morta, seja de forma intuitiva, seja por ver o próprio corpo supostamente sem vida e deduzir o fato, ou ainda por ouvir-se declarado como morto por alguém. Pode ser um tanto confuso para a pessoa ouvir a equipe de saúde dizer que ele está morto num momento em que a pessoa já não sente dor e se percebe com maior lucidez do que antes.

Experiência fora do corpo

A sensação descrita é a de tirar um casaco velho e pesado, que pouco cumpria sua função. Um dado curioso é que a identidade do sujeito é mantida, apesar da consciência estar fora do corpo, aspectos como a identidade, personalidade, emoções e linhas de pensamento acompanham a consciência, que se torna ainda mais lúcida do que era antes (mesmo se estivesse saudável).

A situação mais comumente relatada é a de pairar acima da cena, observando o corpo do alto. Devido à posição pouco costumeira e ao fato de se sentir bem e lúcido, muitos pacientes demoram um pouco a reconhecer o próprio corpo. É relatado que, enquanto fora do corpo, a consciência não está sujeita às leis da física, pode flutuar, atravessar paredes e objetos e podem estar próximos de quem quiserem, bastando pensar nessa pessoa ou no lugar onde gostariam de estar.

Um ponto muito curioso relatado por Van Lommel é que pacientes com deficiência visual, nessas condições, têm a faculdade da visão, da mesma forma que pacientes com deficiência auditiva profunda conseguiam saber com precisão aquilo que era dito no local ou os sons que ocorriam.

Um espaço escuro e a experiência do túnel

A pessoa se sente puxada para um espaço escuro. Cerca de 15% dos pacientes que vivenciam uma EQM relatam esse momento como uma experiência assustadora de acordo com os dados de Van Lommel.

A experiência do túnel não ocorre a todos os pacientes que vivenciam esse momento de vagar na escuridão. Quando ocorre, um pequeno ponto de luz é visto ao longe. Muitas vezes, a pessoa é puxada para essa luz numa velocidade muito acelerada, criando a sensação de atravessar um túnel. Algumas vezes o túnel escuro ganha contornos multicoloridos ou espiralados. Também pode acontecer a presença de música, de seres visíveis ou invisíveis.

A luz vista na experiência do túnel é descrita como muito brilhante, mas não fere o olhar. As pessoas que têm essa experiência com frequência relatam terem sido absorvidos por essa luz ou terem se diluído nela e, ainda, que a luz exalava um sentimento contagiante de paz, aceitação e amor incondicional.

Em muitos casos, a experiência do túnel é vivenciada como uma espécie de viagem rumo a outra dimensão, e a partir daí, o espaço e o tempo já não contam, seguem uma lógica própria, muito diferente da qual a pessoa estava habituada.

Van Lommel pontua que cerca de 01 a 02% dos pacientes que relatam esse tipo de experiência afirmam terem ficado presos numa área de escuridão, incapazes de escapar. Em casos assim, a EQM normalmente gera traumas emocionais persistentes, transtornos como depressão ou estresse pós-traumático, que precisam ser tratados.

Visitar outras dimensões ou outros planos de existência

Com certa frequência os pacientes descrevem que se perceberam em outra realidade. Usualmente são lugares de grande beleza, com cores mais vivas, flores muito bonitas e muitas vezes com música. Alguns veem cidades esplêndidas, geralmente descritas como cidades de luz. No entanto, nem sempre a realidade em que a pessoa se percebe visitando é agradável. Há casos em que são descritos cenários perturbadores ou amedrontadores, como veremos mais à frente.

Ver e se comunicar com entes queridos já falecidos

Quando encontram amigos ou familiares já falecidos, são reconhecidos de pronto pela pessoa que está passando pela EQM. Aqueles que estavam doentes ou muito fracos na época em que faleceram, agora aparecem saudáveis e fortes novamente. Também no caso de crianças ou adolescentes, que morreram muito novos, e há vários anos, na EQM aparecem um pouco mais velhos ou mesmo como adultos jovens.

Em alguns casos, a pessoa não reconhece o amigo ou parente falecido durante a EQM, mas posteriormente, reconhece em antigas fotos de família, por exemplo. Isso é bastante frequente nas EQMs de crianças que relatam terem encontrado familiares que faleceram antes que elas tivessem nascido.

A luz brilhante ou um ser de luz

Muitos relatos de EQM incluem a visão ou interação de uma luz muito brilhante que tudo permeia, associada ou não à experiência do túnel. As pessoas são atraídas para essa luz e envolvidas por sua aura de amor. Alguns pacientes descrevem a luz como um ser. Caso a pessoa seja religiosa, neste ponto geralmente há uma interferência da crença no relato, é normal que o ser de luz seja associado a algum ente sobrenatural da religião de cada um, como Deus, anjos, Jesus Cristo, um guia ou espírito de muita luz, etc.

A luz também é relatada como detentora de toda sabedoria. Mesmo as questões mais complexas e profundas podem ser respondidas antes mesmo de chegarem a ser verbalizadas.

Revisão da história de vida

Este é um elemento muito mais usual nas EQMs de adultos do que de crianças e após os 6 anos de idade se torna cada vez mais frequente. Quase sempre a revisão da história de vida ocorre na presença da luz, mas não necessariamente. A vida pode ser revista por inteiro, desde o nascimento até o momento da EQM, ou apenas certos acontecimentos são revisitados. O ponto de vista em que a revisão se desenrola pode ser alternado entre o da própria pessoa, o de outras pessoas envolvidas na situação, ou ainda como um expectador fora da cena.

Flashes do futuro

Este é um elemento bastante raro. Como não há limitação de espaço ou tempo, alguns dos pacientes que tiveram EQM relatam que viram ou de algum modo souberam o que iria ocorrer futuramente em suas vidas. Algumas dessas pessoas, como num dos casos relatados por Van Lommel, chegam a anotar esses acontecimentos futuros e dizem que, para grande espanto, cada um desses fatos chegou a se concretizar.

Ver ou sentir um limite ou fronteira

No decorrer da experiência, em algum momento a pessoa chega a certo ponto em que não pode continuar. Alguns se deparam com um bloqueio invisível, como algum tipo de barreira, outros veem um portal, uma ponte ou um rio que, caso sejam atravessados, já não será possível retornar. Em outros casos, o ser de luz ou um ente querido falecido lhes informa que não podem passar do ponto em que estão ou que chegaram a um limiar. Algumas vezes é dito que eles não podem passar daquele limite, pois a hora ainda não chegou. Outras vezes, eles são mandados de volta, com a informação de que teriam ainda algo a realizar em suas vidas. Alguns pacientes relatam, ainda, terem sentido que a decisão de voltar ou continuar estava nas mãos deles.

O retorno para o corpo

Quase sempre o regresso é lembrado como algo brusco, alguns sentem como se tivessem sido sugados de volta pelo o próprio corpo, outros se recordam de terem sido levados de volta por uma força muito poderosa. É importante que se diga, voltar ao corpo quase sempre vem acompanhado de um sentimento de perda: a pessoa deixou para trás toda a beleza, aceitação e amor incondicional que acabara de vivenciar na EQM, para voltar a um corpo com dor intensa, gravemente doente ou muito machucado, algumas vezes com sequelas graves do acidente ou condição que ocasionou a EQM. Esse sentimento é reforçado quando a pessoa tenta contar para os médicos, enfermeiros ou familiares sobre aquilo que vivenciou e estes acabam não dando atenção ao relato da EQM ou, pior, reagindo como se duvidassem da sanidade mental do paciente.

EQMs com conteúdo perturbador

Bush aborda de forma bastante completa as EQMs de conteúdo perturbador. Nelas, é frequente que a pessoa se perceba vagando por uma região escura, ou descrita como um local árido, feio e sem vida. A sensação de muito frio aparece bastante em relatos desse tipo, um frio tão intenso que parece ser incompatível com qualquer tipo de vida.

Nesse tipo de experiência podem acontecer aparições perturbadoras. Quando existe mais alguém no local, geralmente são seres sofredores ou hostis e mesmo ameaçadores. Os sons relatados são de ameaças, gritos, lamúrias, choro ou, ao contrário, um silêncio profundo e angustiante. Em lugar da atmosfera de amor frequentemente relatada, este tipo de relato costuma conter um sentimento de perigo iminente, com possibilidades de violência e tortura. Por fim, queremos deixar bastante claro que este tipo de EQM não acomete, necessariamente, pessoas de má índole. Fatores como crença ou descrença, prática religiosa/espiritual ou a ausência dela, personalidade, escolhas e estilo de vida anteriores à EQM perturbadora não têm relação alguma com o conteúdo. Assim, qualquer paciente que se aproxime da morte está sujeito a ter uma EQM e, dentre esses, qualquer um poderia ter uma experiência perturbadora, incluindo pessoas éticas e corretas, e até mesmo crianças pequenas.

O panorama do paciente do momento em que retorna ao corpo em diante, nem sempre é muito agradável, independentemente de ter vivenciado uma EQM agradável ou perturbadora. Quase sempre, há uma nota de solidão nesses relatos. Geralmente além do sentimento de perda (no caso de EQMs de conteúdo agradável) e da incompreensão por parte de outras pessoas, o sobrevivente da EQM ainda terá de lidar, muitas vezes abalado e sozinho, com seus próprios questionamentos, angústias e incertezas acerca do evento e dos tempos que se seguirão à experiência.

V- Consequências pós EQM

Apesar de estar clinicamente morto, ou muito próximo da morte, em condições de saúde precárias, os relatos sugerem que a consciência fica mais aguçada durante a experiência e a memória da EQM é clara, permanecendo fidedigna aos primeiros relatos mesmo após muitos anos. O sujeito retorna convencido de que aquilo que foi vivenciado na EQM é mais real que suas experiências comuns e cotidianas, como já mencionado. Com isso, os relatos de EQMs se mostram, muito frequentemente, detalhados e intensos, repercutindo fortemente na vida do paciente. Assim, também as mudanças de vida, de comportamento ou sociais após a EQM são duradouras mesmo anos após o fenômeno. Além disso, a EQM tende a se tornar um dos aspectos centrais da identidade do sujeito, fazendo com que ele se diferencie daqueles com quem convive. Muitos passam a definir a si mesmos como sobreviventes de uma EQM.

Apontaremos a seguir consequências frequentes da EQM em diferentes esferas da vida. Queremos lembrar, como fizemos no capítulo anterior, que esta é uma divisão apenas didática. Na prática, um efeito psicológico pode interferir na sociabilidade, na saúde física e nas demais áreas da vida, e vice-versa.

Físicas

Van Lommel descreve algumas alterações que podem ocorrer no organismo dos pacientes após a EQM. Uma alteração muito frequente é o **aumento da sensibilidade perceptiva**, especialmente à luz solar, mas também à outras formas de percepção sensorial (sons, sabores, tato e olfato). Em grande parte dos casos, esse aumento da sensibilidade faz com que estímulos que antes da EQM pareciam agradáveis ou neutros, passem a gerar algum incômodo físico. Com isso, surge uma intensa apreciação do silêncio e de músicas apaziguadoras, clássicas ou instrumentais, enfim, de estímulos suaves, junto de uma grande sensibilidade ao barulho e sons altos.

Também pode ocorrer outro tipo de experiência anômala após uma EQM: a **sinestesia**, ou seja, as percepções sensoriais que podem aparecer, em certos casos, de forma cruzada, de modo que um estímulo interfere em outro. Por exemplo, sentir o sabor das cores ou escutar perfumes. Essa percepção cruzada ocorre porque as áreas cerebrais responsáveis pela percepção passam a apresentar mais conexões e maior intercâmbio de dados que o usual. A sinestesia é uma consequência um tanto rara.

Também podem ocorrer **alterações metabólicas e no nível de vitalidade**, fazendo com que a pessoa se recupere depressa e tenha uma aparência mais jovial. A sensibilidade ao álcool e a alguns tipos de medicamento também pode passar a acontecer, fazendo com que o paciente passe a apresentar alergias a alguns componentes de medicamentos, aumentando a busca por tratamentos complementares e alternativos. Alguns também afirmam ter desenvolvido uma capacidade de cura maior ou mais rápida que a da população geral.

Outra consequência muito rara e curiosa relatada por Van Lommel é que em momentos de maior sobrecarga emocional, o corpo desses pacientes emite um campo eletromagnético que pode interferir em aparelhos elétricos. Ele relata o caso de um paciente que parou de usar relógio de pulso, alegando que assim que o colocava, o relógio parava de funcionar.

Psicológicas

Como temos mostrado no decorrer deste livro, passar por uma EQM é vivenciar uma experiência intensa, trazida, na maior parte dos casos, por um evento que implica em risco de morte iminente e sobre a qual nem sempre o sujeito pode falar. Indo além, é uma vivência para a qual nem sempre a pessoa consegue assimilar facilmente ou simplesmente deixar de lado. Assim, é compreensível que uma EQM seja acompanhada de certas consequências psicológicas.

Após uma EQM, ocorre **alteração drástica e duradoura de atitudes, crenças e valores**. A pessoa passa a **apreciar mais a vida**, com **diminuição do materialismo e da competitividade**. Também é frequente que a pessoa passe a ter **maior confiança e flexibilidade** para enfrentar os desafios da vida cotidiana, junto de um **senso renovado do propósito de vida**, isto é, ela sente que sobreviveu por um motivo, que a vida não é algo aleatório e desprovido de sentido.

Uma consequência psicológica menos positiva, bem destacada por Greyson e facilmente percebida ao lidar com sobreviventes de EQMs, é o **medo de ser considerado doente mental**, seja por profissionais de saúde ou por familiares e amigos e, muitas vezes, até por si mesmo. Esse medo é uma constante, que pode acompanhar a pessoa por muitos anos, fazendo com que ela não mencione a EQM - e deixe de buscar ajuda quando necessário. Nos casos em que o próprio paciente passa a ter dúvidas quanto a sua sanidade mental, ele vive o impasse angustiante de ter passado por uma experiência tão intensa e marcante, em alguns casos até mesmo traumática, e tentar negar para si mesmo as lembranças e consequências. Resta um aglomerado de lembranças e sintomas não digeridos, que não encontram lugar na história de vida e na identidade do sujeito e, por conta disso, não é "digerido", podendo causar mais problemas.

De fato, apesar de uma EQM não ser, em si, um sinal de patologia, geralmente é acompanhada de **intensa angústia**, mesmo quando a experiência foi agradável, pois não é uma vivência que se integra no cotidiano com facilidade. Não é um tipo de experiência comum na vida das pessoas em geral, não é como mudar-se de cidade ou procurar o primeiro emprego, que apesar de serem situações novas para a pessoa, são mais compreensíveis por serem relativamente comuns e concretas na vida de tantos, a pessoa poderia conversar com alguém que já passou pelo mesmo, se planejar... Na EQM não. Além de ser algo muito abstrato e um tanto incomum, a ressalva em falar sobre o assunto faz com que a solidão e a angústia de atravessar a situação aumentem. Com isso, o paciente muitas vezes passa a ter um **sentimento de alienação** e mesmo **dificuldade em agir no mundo comum**, levando a um **senso de realidade alterada**, que pode persistir por muitos anos. Diante dessa situação, casos de **depressão de longa duração** podem ocorrer após uma EQM.

Muitas pessoas se preocupam com o risco de suicídio entre sobreviventes de EQM. No entanto, apesar da **diminuição do medo da morte**, esta passa a ser vista como algo que tem seu momento certo de ocorrer, e a ideia de suicídio, ainda que a morte seja vista como agradável, na grande maioria dos casos é vista como algo sem sentido. Muitos manifestam um sentimento de **luto por ter voltado** para uma vida que não é tão agradável como foi a EQM, uma vida que muitas vezes pode ter problemas graves, dor ou sequelas do acidente ou patologia que levou o paciente a ter essa experiência. Ainda assim, o **risco de suicídio pode ocorrer entre pessoas mais jovens, sobretudo na adolescência**, é preciso cautela e observação nesse sentido.

No caso de EQMs com conteúdo perturbador, é normal que o paciente se preocupe sobre o motivo de ter tido uma experiência tão ruim, o que é ainda mais destacado quando ele percebe que a maioria daqueles que já tiveram uma EQM relatam uma experiência agradável e bela. Um paciente que enfrentou uma EQM desagradável pode ainda desenvolver sintomas do **transtorno de estresse pós-traumático (TEPT)**, com *flashes* **da EQM** e **pesadelos recorrentes**, por exemplo. **Distúrbios do sono são muito relatados**.

Alterações na sociabilidade, família e relacionamentos

De modo geral, a maneira como alguém se relaciona com outras pessoas e como age na sociedade também pode ter certas alterações após uma EQM. Surge uma marcada **tendência a se preocupar mais com o outro**, mantendo seu foco muito mais no **amor** e na **compaixão** que podem permear as interações e **diminuindo o valor que habitualmente a sociedade costuma atribuir ao status social e à vida material**. Com isso, a **necessidade da aprovação de outras pessoas também diminui**. Certas vezes, esse novo comportamento não é apreciado pelas pessoas com quem o paciente costumava conviver, que podem julgar que agora ele está mudado ou deixando de lado papéis sociais e comportamentos que até então eram valorizados ou que a sociedade de maneira geral encoraja, como o valor dado ao status social ou à competitividade.

O **aumento da tolerância e da empatia** acompanham essas mudanças, bem como uma **maior preocupação com valores como a justiça social, a natureza e o meio ambiente**. Ao estudar pacientes que não tiveram EQM mas também estiveram à beira da morte por complicações cardíacas, Haeseler e Beauregard perceberam que esse grupo também apresentou mudanças positivas e duradouras, como a diminuição do medo da morte, aumento da empatia, maior envolvimento com a família e interesse num sentido para a existência.

Alguns **conflitos** também podem acontecer no âmbito das relações sociais e familiares nos casos em que o paciente e sua família e amigos não consigam acomodar as mudanças intensas que a pessoa possivelmente fará em sua vida, bem como seus questionamentos e angústias. Ao conversar com familiares de sobreviventes de EQM, é relativamente comum ouvir frases como "ele já não é o mesmo", "nós já não reconhecemos nosso pai", "minha esposa não é mais a pessoa com quem me casei".

Deste modo, "A dificuldade em reconciliar novas atitudes e crenças com as expectativas da família e dos amigos pode interferir na manutenção de antigos papéis e estilo de vida, pois estes não têm mais o mesmo significado" (Greyson, 2007, p. 121). Em muitos casos, os familiares e amigos também se inquietam com a intensa mudança do paciente, sentem falta da pessoa que ele costumava ser e passam a ter dificuldades para lidar com ele. Familiares e amigos também precisam ser orientados quanto ao impacto que uma EQM pode trazer para alguém. Todos, sobreviventes e suas pessoas queridas, precisam se conhecer outra vez e encontrar um novo modo de interação que funcione para todos nessas novas condições.

Quando isso não ocorre, é comum que o paciente se sinta **isolado**, como se ele já não se encaixasse entre aqueles com quem convivia e as pessoas se afastassem dele. Junto do **medo de ser rejeitado e/ou hostilizado** por sua experiência fora do comum, o paciente ainda tem o **sentimento de ser anormal**, pois suas novas crenças e atitudes podem ser bastante diferentes daqueles com quem costumava interagir. Assim, é preciso facilitar que o paciente redefina qual é o seu novo conceito de normalidade ao invés de lutar para se adaptar a um estilo de vida que não lhe serve mais. "A 'morte social' que ocorre quando a personalidade de um experienciador de EQM muda pode ser tão prejudicial para uma família quanto a morte física de uma pessoa" (Greyson: 2013, p. 253).

Ao mesmo tempo, após vivenciar e experimentar um amor incondicional e aceitação plena durante a EQM, algumas pessoas podem ter **dificuldades em aceitar os relacionamentos limitados da vida cotidiana**. Assim, **conflitos familiares** são bastante frequentes, bem como a taxa de **divórcios e rompimentos de relacionamentos amorosos** após um dos parceiros ter uma EQM é alta.

Trabalho e carreira

Encontramos poucos dados específicos sobre a vida profissional e a carreira de pessoas que tiveram EQM. Greyson pontua que com a perda de antigos papéis, seja devido a esses papéis já não fazerem sentido como antes para a pessoa, seja pelos outros notarem mudanças no paciente e deixarem de identificá-lo da maneira como faziam antes, pode acontecer de os papéis ligados ao trabalho também sentirem os efeitos desse processo. O **afastamento do trabalho** e mesmo a **interrupção da carreira** pode acontecer.

Quando o paciente tem transtornos secundários associados à EQM, como a depressão ou transtorno do estresse pós-traumático, a interrupção da carreira é ainda mais frequente.

Além disso, a diminuição da competitividade e do valor dado ao status social podem ter grande efeito na vida profissional, sobretudo em profissões em que esses traços são mais incentivados ou mais necessários. Em muitos casos, a pessoa pode passar a **buscar novas oportunidades de trabalho em outras**

áreas, mais afinadas com seus novos valores, crenças e atitudes.

Outro aspecto interessante a ser destacado é que, nos casos em que um paciente teve uma EQM na infância ou adolescência, antes de ter iniciado a vida profissional, a **escolha da carreira** pode ser marcada pela EQM. Grande parte desses jovens optam por carreiras dentro da área da saúde e nas artes. Filosofia, teologia e física também são opções frequentes.

Práticas e crenças espirituais e religiosas

Há um **aumento da espiritualidade** após a EQM, especialmente após uma EQM agradável, a pessoa passa a **perceber a si mesma como parte de um todo maior, benéfico e pleno de significado**. Pode sentir como se fosse **invulnerável**, junto com o **senso de ter um destino especial a cumprir**, o sobrevivente de uma EQM passa a **perceber um sentido espiritual em sua existência e no fato de estar vivo**.

A maior mudança neste setor da vida, entretanto, provavelmente é a maneira como a pessoa passa a lidar com a morte. Como mencionamos anteriormente, muitos relatam a **diminuição do medo da morte**. Grande parte dos pacientes passa a manifestar uma forte **crença na vida após a morte**. A morte deixa de ser vista como algo ameaçador, o medo diminui e a aceitação cresce. Embora na população geral este fator possa ser associado ao risco de suicídio, em pessoas que tiveram EQM o que se observa é uma forte objeção a isso, como mencionado no ítem referente às consequências psicológicas: a vida é muito valorizada e a morte é aceita como um ponto de transição pelo qual todos passaremos, pode ser agradável, mas precisa acontecer no momento adequado.

Haeseler e Beauregard relatam ser frequente a busca de um sentido espiritual para a vida, maior crença na vida após a morte e diminuição do medo da morte. Assim como Greyson, os autores também notam maior interesse pela espiritualidade. O mesmo foi observado na minha pesquisa de doutorado, com brasileiros que tiveram EQM. Conforme a experiência de cada pessoa, a **mudança religiosa** é comum. Essa mudança pode se dar de diferentes formas, seja no abandono de antigas crenças, mudança de religião, conversão ou ainda no retorno para a religião de origem (no caso de sujeitos que haviam mudado de religião ou deixado de segui-la/praticá-la antes da EQM).

Por outro lado, quando o paciente não consegue conciliar aquilo que percebeu na EQM com suas crenças religiosas, podem surgir **conflitos** e alguns efeitos negativos da experiência em diversos setores da vida. Nesses casos a pessoa sente que tudo aquilo em que sempre acreditara não acomoda uma experiência como a da EQM, ou, ainda, seu relato da EQM não coincide com a visão de morte ou de pós-vida professado pela religião que a pessoa adotava.

Por fim, é importante mencionar que outras populações, como crianças e adolescentes, pessoas com certos tipos de deficiências ou pacientes que tiveram EQM após uma tentativa de suicídio, podem ter consequências e dificuldades mais específicos desses grupos, além das que relatamos anteriormente.

VI- EQM, espiritualidade e psicopatologia

A espiritualidade e a religiosidade são dimensões fundamentais da vida e da sociedade, pois são as bases de inúmeras crenças e valores, comportamentos e até mesmo de padrões de adoecimento. Ainda assim, afirma Moreira-Almeida, os estudos na área da saúde muitas vezes ignoram esses discursos, comportamentos e práticas ou, em muitos casos, dão a eles um olhar de patologia. Da mesma forma, experiências místicas (como uma EQM, mas incluindo também outros fenômenos, anômalos ou não) tendem a ser vistas por uma grande parcela dos profissionais de saúde mental como um claro sinal de psicopatologia.

Na década de 1990, prossegue Moreira-Almeida, esse cenário começou a mudar. Mais pesquisas passaram a ser feitas acerca da religiosidade, das experiências místicas e dos fenômenos anômalos. Com o aumento das pesquisas passou-se a ter um olhar menos preconceituoso e mais neutro para esse tipo de fenômeno. Como já mencionamos, o objetivo de se pesquisar a forma como as pessoas lidam com sua espiritualidade ou com fenômenos anômalos não tem por objetivo "comprovar" se tais fenômenos são ou não reais, e sim buscar compreender o que se processa no ser humano que vivencia esse tipo de experiência.

Esse aumento de estudos sobre o tema culminou na inserção da categoria Problemas espirituais e religiosos no DSM-IV e manutenção da mesma categoria da versão seguinte, o DSM-V (Diagnostic and Statistical Manual of Mental Disorders. Manual Diagnóstico e Estatístico de Transtornos Mentais, em português), o que podemos considerar um grande avanço. O objetivo da inclusão dessa nova categoria era fazer com que os profissionais de saúde mental dessem mais atenção a essa esfera da vida, superando falhas de tratamento e de diagnóstico que ocorriam e deixando de diagnosticar como patológicos certos fenômenos que não estão necessariamente vinculados a algum tipo de distúrbio ou transtorno. Ou seja, muitos problemas relacionados à espiritualidade podem ser assunto ou o motivo de uma consulta psicológica ou psiquiátrica, podem gerar angústia e ansiedade, interferindo em diferentes áreas da vida (família, sociabilidade, trabalho, etc.) mas nem por isso são indicadores de alguma psicopatologia.

"Um dos objetivos da criação da classe de Problemas Espirituais e Religiosos foi chamar a atenção para a existência de quadros de cunho espiritual e com potencial benéfico que se assemelham a transtornos mentais e estimular pesquisas para a melhor descrição desses fenômenos, seu diagnóstico diferencial e conduta" (Moreira-Almeida, 2004, p. 49).

Greyson também pontua que o DSM chama a atenção para não diagnosticar como patologia as crenças ou práticas religiosas: "O fato de considerar a angústia relacionada à EQM como um problema religioso ou espiritual pode reduzir os diagnósticos ou intervenções inadequadas e levar a estratégias de tratamento mais focadas" (Greyson, 2013, p. 250).

Com o que acabamos de expor queremos dizer que as consequências de uma EQM não são necessariamente patológicas, e sim reações normais, e mesmo esperadas, a uma situação altamente estressora que é deparar-se com a morte. Por mais que algumas das consequências se assemelhem a sinais ou sintomas de psicopatologia, suas causas e consequências são diversas, assim como sua etiologia supostamente também é diferente, bem como a resposta aos tratamentos. "(...) uma EQM e seus efeitos não devem ser vistos como evidência de transtorno mental, mas como reação normal a um estressor que ameace a vida" (Greyson, 2007, p. 122).

Portanto, queremos destacar que a EQMs é uma experiência positiva, ou seja, não é patológica, pelo menos a princípio. Pode estar ou não associada a condições patológicas. Assim, por exemplo, pode ocorrer a um paciente que sofre de algum tipo de transtorno ter uma EQM, do mesmo modo que alguém poderia desenvolver um quadro depressivo em consequência de uma EQM, mas de maneira alguma podemos pensar nisso como uma regra. Quando a EQM gera angústia, o paciente precisa rever seus valores, atitudes e interesses, para que possa acomodar essa experiência em sua história e alterar o estilo de vida caso seja necessário. Nos casos em que o paciente encontra dificuldade para implementar as mudanças necessárias e mesmo dar um sentido à EQM, acomodando-a em sua história, tal como em casos que trazem consequências que precisam ser tratadas (como depressão, transtorno de estresse pós-traumático nos casos de EQMs perturbadoras, ou mesmo dificuldades de relacionamento, por exemplo), é indicado que o paciente faça psicoterapia e busque os tratamentos que se fizerem necessários conforme cada caso.

VII- Os profissionais de saúde frente aos pacientes que tiveram EQM

Até agora buscamos criar um panorama geral acerca das EQMs, seus conceitos, abordagens de estudo, hipóteses explicativas e os elementos que compõem a experiência. Chegou o momento de refletir não sobre o paciente ou o fenômeno em si, mas sobre o profissional que se depara com este tipo de caso e cuja conduta pode contribuir para um bom prognóstico ou ao contrário, dificultando a readaptação do paciente e a retomada da vida comum.

A seguir, nos dedicaremos a elencar algumas possibilidades de atuação junto a pacientes que tiveram EQM e estejam com algum tipo de dificuldade ou mal estar.

O primeiro aspecto a ser considerado quando se pensa em pacientes que passaram por uma EQM, e isso é ainda mais relevante para aqueles profissionais que terão de lidar com o paciente tão logo a experiência ocorra, é referente à postura dos profissionais de saúde. Greyson pontua que a reação do profissional tem uma influência muito grande na evolução do caso. A reação que o profissional de saúde tem frente ao relato interfere na forma como o paciente vê a EQM e no sentido que dará a ela - pois aqui se abrem pelo menos duas possibilidades: o paciente poderá ver essa experiência como possibilidade de crescimento e desenvolvimento ou, ao contrário, como algo bizarro que beira a doença mental.

É fundamental frisar que quando mencionamos a reação do profissional, não nos referimos simplesmente ao tipo de conduta técnica que será tomada, ou à ética profissional, mas também a aspectos que muitas vezes passam sem serem percebidos, como as palavras utilizadas, tom de voz, expressão facial, postura... Ironicamente, a maioria dos pacientes afirma que não sentiram uma reação agradável por parte dos profissionais de saúde com quem tentaram conversar a respeito de suas EQMs, incluindo psicólogos e terapeutas.

De forma alguma podemos nos esquecer que estamos diante de outro ser humano, que além de todas as sequelas e complicações que esteja enfrentando, está provavelmente confuso e inseguro, muitas vezes assustado por ter se deparado com uma experiência muito intensa e com a qual não imaginava se deparar. A forma como o ajudaremos a olhar para isso faz toda a diferença. Não estamos "perdendo tempo" ao ouvir o relato do paciente por alguns momentos, oferecendo-lhe pelo menos o conforto de saber que sua experiência pode ter lugar.

Para Machado e Zangari, ainda hoje se discute pouco sobre as consequências psicossociais e psicoespirituais das EQMs, como o conflito entre as antigas crenças e aquilo que foi percebido na EQM. Com isso, o que ocorre na prática clínica é que há pouca informação sobre o tema e, quando o profissional se depara com esse tipo de caso, não sabe como agir, evitando lidar com os conteúdos da EQM e assumindo, até mesmo, uma postura hostil.

Moreira-Almeida e Lotufo Neto, ao abordar os estados alterados de consciência e as experiências anômalas, apontam que: "Os profissionais de saúde mental não recebem treinamento adequado para lidar com essas questões, mas, como elas ocorrem na prática clínica, estamos atuando fora dos limites de nosso treinamento profissional" (Moreira-Almeida e Lotufo Neto, 2003, p. 22)

Como mencionamos ao longo deste livro, nos casos em que o paciente não consiga acomodar ou lidar com a lembrança da EQM e suas possíveis consequências, o mais indicado é que procure por ajuda profissional. Psicoterapia pode ser de grande ajuda em casos assim.

Nesses casos, o foco da psicoterapia deve ser integrar a EQM e seus conteúdos no dia a dia da pessoa. Importante dizer, não se trata de fazer uma interpretação simbólica do relato e muito menos de tratá-lo como um delírio. É importante que o paciente se sinta livre e à vontade para contar e recontar seu relato, explorando-o das formas que puder, enfim, é preciso esgotar o tema. Além disso, é fundamental manter o foco no aqui e agora, auxiliando o paciente a adaptar e fazer as mudanças que ele provavelmente precisa fazer em si mesmo, em suas relações, na carreira, no estilo de vida... Ou seja, é preciso pensar na vida prática, auxiliando a pessoa a refletir sobre quais mudanças precisa ou gostaria de realizar e como fará isso, não colocando a pessoa no papel de vítima, e sim mostrando que o paciente tem o papel principal dessa história, e poderá desenhar sua vida da maneira que lhe pareça mais conveniente.

Obviamente, transtornos ou problemas secundários, tanto que tenham surgido como consequência da EQM, bem como aqueles que surgiram com as mudanças que começaram a ser realizadas precisam ser tratados do modo habitual.

Também cabe ao profissional esclarecer percepções e emoções, além de viabilizar a reflexão, mais que interpretar a fala do paciente. É preciso, ainda, tratar o luto e o sentimento de perda que muitos pacientes podem manifestar após uma EQM (pela perda de relacionamentos, de papéis, de antigas partes de si que ficaram para trás, do "paraíso").

Outro ponto importante para que a EQM seja integrada ao dia a dia do paciente é oferecer a ele e aos familiares dados sobre o assunto, desmistificando o tema, esclarecendo a frequência e as consequências do fenômeno, o que acalma tanto o paciente como a família. A família e/ou o cônjuge também precisam ser orientados, desfazendo expectativas irreais. Muitas vezes os familiares passam a tratar o paciente de forma diferente, ou por acreditar que está com problemas mentais, ou por ter expectativas de que ele, agora, é "iluminado". Assim, é preciso quebrar esses preconceitos e pontos de vista pouco realistas.

Outras abordagens, terapias ou procedimentos poderão ser necessárias conforme o caso. Terapia de família ou de casal é indicada quando as mudanças do paciente afetam de modo conflitivo esses laços. Pessoas em crise espiritual podem se beneficiar muito com práticas contemplativas, como a meditação ou a oração, conforme as crenças do sujeito. Grupos de apoio também podem ser indicados, pois ajudam a pessoa a reconstruir um senso de normalidade.

Greyson também sugere o uso de técnicas de expressão não verbal, em especial quando o paciente tem grande dificuldade em colocar a experiência em palavras, ou mesmo no caso de crianças, como a arte-terapia, além de técnicas de imaginação guiada.

No caso de crianças, Van Lommel pontua que é fundamental que pais, familiares, professores, o pediatra, o psicólogo e outros profissionais ou cuidadores que interagem com a criança recebam informações claras sobre EQM e suas consequências específicas em crianças, desmistificando o assunto para que possam viabilizar um crescimento e desenvolvimento equilibrado.

Portanto, é fundamental quebrar preconceitos acerca do tema das EQMs, inclusive e antes de tudo o preconceito dos próprios profissionais de saúde. Apenas assim será viável o estudo sério e rigoroso do assunto, aumentando o conhecimento acerca do assunto e, principalmente, possibilitando formas de apoio e tratamento mais eficazes aos pacientes que vivenciam EQM, o que lhes trará maior qualidade de vida e dignidade.

Conclusão

Como vimos ao longo do livro, EQMs são experiências intensas e impactantes, ainda misteriosas para a ciência quanto à sua etiologia, e que podem trazer consequências sérias (não necessariamente patológicas, embora em certos casos, demandem atenção). O estudo das EQMs não tem como ponto central determinar se os fenômenos relatados são reais do ponto de vista da realidade objetiva, se alguma parte nossa sobrevive ou não à morte, visto que este objetivo não tem como ser estudado através de métodos científicos. Assim, o maior objetivo do estudo acadêmico das EQMs é explorar dois eixos principais: por um lado, a relação mente-cérebro, por outro, as transformações que aqueles que sobrevivem podem implementar em suas vidas devido ao que vivenciaram na EQM, bem como o tratamento oferecido a esses pacientes.

O primeiro eixo, da relação mente-cérebro, é grandemente beneficiado pelo estudo das EQMs. Estudar o tema seria, possivelmente, uma ótima estratégia metodológica para compreender essa relação, pois será possível verificar como a mente e funções neuropsicológicas refinadas podem funcionar com perfeição quando o cérebro está à beira da morte, em péssimas condições de funcionamento.

O outro eixo de estudos, sobre o tratamento das consequências de EQMs, também é muito necessário. É notável a marcada dificuldade em integrar experiências anômalas, como as EQMs, ao cotidiano de uma forma que faça sentido para o sujeito. Essa dificuldade não é sentida somente pelos pacientes, mas também por familiares, amigos, profissionais de saúde e todos aqueles que convivem ou estejam sujeitos a passar a conviver com alguém que traz consigo lembranças, relatos e consequências de uma EQM.

Conforme a tecnologia médica se torna cada vez mais eficaz e a expectativa de vida aumenta, provavelmente a sociedade como um todo passará a conviver cada vez mais com pessoas que tiveram EQM. Portanto, é fundamental integrá-las socialmente e repensar as formas como lidamos com esse fenômeno – com essas pessoas. Conhecer e divulgar conhecimento acerca do tema, entre profissionais de saúde, de educação, mas também entre a população geral (pois todos estão sujeitos a passar por uma EQM ou a ter um conhecido enfrentando essa situação) é a base para que essa integração aconteça de maneira facilitada e humanitária. É preciso quebrar antigos preconceitos, deixando de ver esses fenômenos como patológicos ou potencialmente geradores de transtornos mentais. Entretanto, para que o paciente veja a EQM e sua vida após esse evento como algo que traz possibilidades de desenvolvimento e novos modos de vida, nós, profissionais, precisamos ser os primeiros a confiar nessa ideia.

Referências

BUSH, Nancy Evans. Distressing Western Near-Death Experiences: finding a way through the abyss. In: HOLDEN, Janice Miner; GREYSON, Bruce; JAMES, Debbie. *The handbook of Near-Death Experiences: thirty years of investigation.* Santa Bárbara: ABC-Clio, 2009. Pp. 63-86.

CARDEÑA, Etzel; LYNN, Steven Jay; KRIPPNER, Stanley. Experiências anômalas em perspectiva. In: CARDEÑA, Etzel; LYNN, Steven Jay; KRIPPNER, Stanley. *Variedades da experiência anômala.* São Paulo: Atheneu, 2013. Pp. 01-15.

GREYSON, Bruce. Experiências de Quase Morte: implicações clínicas. *Rev. Psiq. Clín.* 34(1): 116-125, 2007.

_____. Experiências de Quase Morte. In: CARDEÑA, Etzel; LYNN, Steven Jay; KRIPPNER, Stanley. *Variedades da experiência anômala.* São Paulo: Atheneu, 2013. Pp. 241-270.

HAESELER, Natalie Trent-von; BEAUREGARD, Mario. Experiências de Quase Morte em parada cardíaca: implicações para o conceito de mente não local. *Rev. Psiq. Clín.* 40(5): 197-202, 2013.

HOLDEN, Janice Miner; LONG, Jeffrey; MACLURG, Jason. Characteristics of Western Near-Death Experiencers. In: HOLDEN, Janice Miner; GREYSON, Bruce; JAMES, Debbie. *The handbook of Near-Death Experiences: thirty years of investigation.* Santa Bárbara: ABC-Clio, 2009. Pp. 109-133.

MACHADO, Fátima Regina. Experiências anômalas (extra-sensório-motoras) na vida cotidiana e sua associação com crenças, atitudes e bem-estar subjetivo. *Boletim Academia Paulista de Psicologia.* Vol 30, n. 79, 2010. Pp. 462-483.

MACHADO, Fátima Regina; ZANGARI, Wellington. Experiências de Quase Morte: vivências limítrofes que ressignificam a vida. *IX Seminário Psicologia e Senso Religioso: morte, religião e psicologia.* Universidade Federal da Paraíba, 2013.

MOODY, Raymond A. *Life after life.* Covington: Mockingbird Books, 1975.

MOREIRA-ALMEIDA, Alexander Moreira de. *Fenomenologia das experiências mediúnicas, perfil e psicopatologia de médiuns espíritas.* Tese de doutorado em psiquiatria. FM-USP, 2004.

MOREIRA-ALMEIDA, Alexander Moreira de; LOTUFO NETO, Francisco. Diretrizes metodológicas para investigar estados alterados de consciência e experiências anômalas. *Rev. Psiq. Clín.* 30(1): 21-28, 2003.

SUTHERLAND, Cherie. "Trailing clouds of glory": the Near-Death Experiences of western children and teens. In: HOLDEN, Janice Miner; GREYSON, Bruce; JAMES, Debbie. *The handbook of Near-Death Experiences: thirty years of investigation.* Santa Bárbara: ABC-Clio, 2009. Pp. 87-107.

VAN LOMMEL, Pim. *Consciouness beyond life: the Science of the Near-Death Experience.* New York: HarperOne, 2010.

A Autora

Beatriz F. Carunchio é neuropsicóloga (CRP: 06/93594) com título de especialista concedido pelo Conselho Federal de Psicologia. Tem mestrado e doutorado em Ciência da Religião na Pontifícia Universidade Católica de São Paulo (PUC-SP). É membro do Interpsi – Laboratório de Psicologia Anomalística e Processos Psicossociais do Instituto de Psicologia da Universidade de São Paulo (IP-USP). Seu consultório fica em São Paulo e escreve no blog A Rosa dos Ventos.

Blog: http:/biacarunchio.blogspot.com.br

Contato: bf.carunchio@gmail.com

Também da autora:

Experiência de Quase Morte (EQM): uma abordagem empírica - Smashwords, 2018 (distribuição gratuita).

Um debate pioneiro que não poderia ser esquecido: Sigmund Freud versus Oskar Pfister numa perspectiva neurocientífica - Capítulo 4 do livro Ateísmos e Irreligiosidades: tendências e comportamentos, Edenio Valle (org.), ed. Paulinas, 2018.

O tempo não espera - Ieditora, 2003 (poesias).

www.ingramcontent.com/pod-product-compliance
Lightning Source LLC
Chambersburg PA
CBHW031427210526
45464CB00005B/2094